AF454484

NÉCESSITÉ DE L'ORGANISATION DANS TOUTES LES COMMUNES

D'UN

SERVICE MÉDICAL

DE

CONSTATATION DES DÉCÈS & DES CAUSES DE DÉCÈS

Par le Dr L. BAUDIN

Médecin-Directeur du Bureau d'Hygiène de Besançon

Toute collectivité humaine organisée, civilisée, ne saurait se fonder, vivre et durer qu'à la condition de tenir – comme n'importe quelle société commerciale ou autre, — un compte rigoureux de tous ceux qui la quittent, comme de tous ceux qui y entrent. Elle est donc dans l'obligation de sanctionner la sortie comme l'entrée de chacun d'eux, par un acte officiel, *l'acte de décès*, contre-partie rationnelle de *l'acte de naissance*. Ces actes, dits de « l'état civil », sont de la plus grande importance, puisque d'eux découlent tous les droits et la majeure partie des devoirs des personnes, et leurs « capacités ».

L' « acte de décès » résulte d'un fait réalisé en l'absence de l'officier de l'état civil ; il ne peut être constaté sûrement que d'une manière directe, par la vue du cadavre et par des témoignages. Aussi le Code civil dispose t-il :

Art. 77. — « Aucune inhumation ne sera faite sans une autorisa-
» tion, sur papier libre et sans frais, de l'officier de l'état civil, qui ne
» pourra le délivrer qu'après s'être transporté auprès de la personne
» décédée. *pour s'assurer du décès*, et que 24 heures après le décès,
» sauf les cas prévus par le règlement de police. »

Art. 78. — « L'acte sera dressé sur la déclaration de l'officier de
» l'état civil et sur la déclaration de deux témoins ; ces témoins se-
» ront, s'il est possible, les deux plus proches parents ou voisins

» et, lorsqu'une personne sera décédée hors de son domicile, la
» personne chez laquelle elle sera décédée et un parent ou autre. »

Ainsi, le maire (ou son adjoint) devra, *de visu*, directement,
« s'assurer du décès »... C'est bientôt dit. Voilà le maire, l'officier
de l'état civil, qualifié pour accomplir cette mission, qui n'est pas
toujours des plus aisées, qui, dans la plupart des cas, réclamerait
l'intervention d'un médecin et, dans quelques cas, non absolument
rares, celle d'un médecin légiste ! La loi lui donne les pouvoirs.
Que ne lui donne-t-elle en même temps la compétence ! Sans doute,
et en vue de multiplier les garanties, la loi prévoit en outre l'intervention de deux témoins. Le malheur est que ces deux témoins, dès
qu'il s'agit de constater autre chose que l'identité du décédé, du moment qu'il s'agit de *s'assurer du décès*, c'est-à dire de la réalité du
décès, ne sont pas moins incompétents que le maire, que l'officier
de l'état civil. Et je ne pense pas qu'en additionnant deux ou trois
incompétences on prétende arriver à une compétence quelconque.

On m'objectera, avec mon maître, le professeur Lacassagne, que
la crainte des inhumations précipitées, que l'appréhension d'être
enterré vivant n'est pas justifiée, bonne à classer parmi les « erreurs
et préjugés populaires » ; qu'il n'existe pas (ou si peu !) de faits
authentiques, scientifiquement établis, de nature à justifier cette
crainte, cette appréhension. Je ne suis pas aussi convaincu que
M. le professeur Lacassagne, et il faut croire que nombre de mes
confrères, et non des moindres, ne sont pas plus convaincus que
moi, puisque certains d'entre eux continuent à discuter et à recher-
cher un signe certain de la mort réelle, et que l'Académie de Médecine persiste à examiner, à juger, et au besoin à récompenser leurs
travaux. Au reste, la question est plus simple : oui ou non, à tort
ou à raison, le public continue-t-il encore, à l'heure actuelle, à
admettre et à redouter la possibilité des inhumations précipitées ?
Poser la question, c'est la résoudre, selon la phrase consacrée. Oui,
oui et oui, nul ne saurait le nier. Eh bien ! il y a là un fait d'opinion
publique avec lequel il faut compter ; il faut donner satisfaction à
l'opinion publique, même égarée, en attendant qu'on la ramène peu
à peu à une plus juste appréciation des choses. Ne serait-ce donc
rien, fût-ce au prix de quelques sacrifices, que de délivrer nombre de
personnes de l'obsession et de la terreur qui les étreint à la pensée
qn'elles peuvent être enterrées vivantes ?

Cependant, à la rigueur, passons, je le veux, sur cette considéra-
tion d'ordre à tout le moins exceptionnel. Mais il va de soi que la
constatation d'un décès comporte autre chose que la constatation
pure et simple, arithmétique, de la disparition d'une unité du corps
social : il importe de savoir si cette disparition est naturelle, légi-

time, en quelque sorte, si elle est l'effet de la maladie ou de la vieillesse, de l'impossibilité de continuer à vivre, ou bien si elle est le
résultat d'une mort non naturelle, d'une mort violente, volontaire
ou non, c'est-à dire *par suicide*, suicide dont les conséquences peuvent être graves au point de vue des droits de succession (assurances,
etc.) ou *par homicide*, soit par commission (protection de la sécurité
publique, poursuites criminelles), soit *par omission* (enfants en bas-
âge, vieillards, déments).

Et ici intervient l'article 81 du Code civil :

ART. 81. — · Lorsqu'il y aura des signes ou indices de mort vio-
» lente ou d'autres circonstances qui donneront lieu de la soup-
» çonner, on ne pourra faire l'inhumation qu'après qu'un officier de
» police, assisté d'un docteur en médecine ou un chirurgien, aura
» dressé procès-verbal de l'état du cadavre et des circonstances y
» relatives, ainsi que des renseignements qu'il aura pu recueillir
» sur les prénoms, nom, âge, profession, lieu de naissance et domi-
» cile de la personne décédée. »

On voit enfin apparaître le médecin, seul juge compétent, mais il
faut noter qu'il n'apparaît qu'au second plan, avec l'officier de
police. Qui reste seul ordonnateur et seul juge de la formalité de
son intervention : toujours l'officier de l'état civil, citoyen fort
honorable, mais parfaitement incompétent. Le voici maintenant qualifié pour décider s'il existe, sur la personne du décédé, des signes
ou même simplement des *indices* de mort violente ! Il y a des limites
à tout, même à l'absurde. Aussi, de bonne heure, à Paris, — et un
peu plus tard dans les grandes villes, — voit-on intervenir des arrê-
tés préfectoraux (21 vendémiaire an IX, 2 juin 1806, 31 décembre
1821, 15 septembre 1823, 25 janvier 1841, 7 décembre 1853, 20 décembre 1859 et 20 décembre 1868) et municipaux, instituant et per-
fectionnant les services médicaux de constatation des décès.

Puis la circulaire du 24 décembre 1866, adressée par le Ministre
de l'intérieur aux préfets, rend obligatoire pour toutes les communes
de France la vérification médicale des décès :

« Le maire de chaque commune fera choix d'un ou de plusieurs
» docteurs en médecine ou en chirurgie, et à leur défaut, d'officiers
» de santé, qui seront chargés de constater le décès dont la déclara-
» tion aura été faite à la mairie, conformément aux prescriptions de
» la loi. Ces médecins seront assermentés. Dès que la déclaration
» d'un décès aura été faite, la mairie fera parvenir au médecin véri-
» cateur du décès une feuille en double expédition, sur laquelle il
» inscrira les nom, prénoms, sexe, âge, profession de la personne
» décédée ; la nature de la maladie à laquelle elle a succombé et,
» autant que possible, les conditions hygiéniques du domicile. »

En février 1875, une nouvelle circulaire de M. de Chabaud-Latour,
aux préfets, rappelle leur attention, *sur avis spécial de l'Académie
de médecine*, sur la nécessité de maintenir partout et toujours l'ap-
plication des mesures ci-dessus : « Si, comme le dit l'Académie, il
» n'existe point de pénalité dans l'espèce, il serait possible du moins
» d'établir un contrôle en imposant l'obligation d'adresser périodi-
» quement aux sous-préfets un état mensuel des individus décédés,
» en annexant au dit état tous les certificats de médecins qui au-
» raient constaté le décès, et *par là se trouverait acquise la certi-
» tude que la loi a été observée.*

» En présence du grave intérêt qui s'attache à cette question,...
» je vous invite à adresser à MM. les Maires, par la voie du *Recueil
» administratif,* des instructions conformes aux indications qui
» précèdent et en en recommandant la scrupuleuse observation à
» toute leur sollicitude. »

Voilà, certes, d'heureux correctifs, un complément raisonné et
raisonnable aux dispositions par trop sommaires des articles 77,
78 et 81 de notre code civil : de second ou de troisième, à défaut
de premier jet, nous légifions, nous règlementons assez bien en
France. Lois et règlements sont parfaits en théorie ; ils ont toutes
les qualités ; en pratique, ils n'ont qu'un seul défaut : semblables
à la jument de Roland, ils n'existent pas. Ces lois et règlements
ne valent, n'existent qu'autant qu'ils sont appliqués. Or, en 1875,
le ministre de l'Intérieur, faisait remarquer, non sans une cer-
taine mélancolie que le service médical, réglementaire de constatation des décès faisait défaut dans 75 à 80 p. 100 des communes
de France... Depuis, nous avons marché, et on ne le retrouve
plus, fût-ce à l'état de souvenir, que dans 5 % à peine des
communes ; il brille par son absence dans les 95 % restants de
nos communes.

Quelques unes d'entre elles, naïves, continuaient à porter pour
la forme, dans leur projet de budget, un modique crédit à ce
chapitre. Il est arrivé, non rarement, que l'administration préfectorale, sans se laisser toucher par tant de candeur, a rayé
purement et simplement le crédit en question.

Et cependant je ne sache pas qu'aucune nouvelle loi, qu'aucun
nouveau règlement administratif soit intervenu ; je ne sache pas
que les progrès, si marqués qu'ils aient pu être, des sciences
médicales ou para-médicales aient mis entre les mains de qui-
conque, plus particulièrement des officiers de l'état civil, de sûrs
et pratiques moyens de savoir sans avoir appris et de se trouver
ainsi à même de distinguer la mort réelle de la mort apparente,
la mort naturelle de la mort par suicide ou par homicide.

Pourquoi, dès lors, cette incurie? Pourquoi cette insouciance?
Quel moment choisit-on pour laisser tomber dans l'oubli, dans
le sommeil, ces mesures rationnelles, élémentaires de surveil-
lance et de préservation des existences? Celui précisément où
nous étreint l'angoissant problème de la dépopulation française;
celui où dans les préoccupations de l'opinion ne cesse de grandir
le prix de la vie humaine, préoccupations que le législateur s'efforce
de traduire dans les dispositions de la nouvelle loi sanitaire visant
la protection de la santé publique !

Si, au 15-19 février 1902, l'organisation du service médical de
constatation des décès n'avait existé, en sommeil du moins et
sur le papier, on peut dire qu'il eût fallu l'inventer : la loi de
1902 suppose cette organisation, et elle n'aura son effet, elle ne
vivra, au sens du mot latin (*non est vivere, sed valere vita*), qu'à
la condition que les lois et règlements portant organisation de
ce service seront réveillés et appliqués.

En effet, et tout d'abord, l'un des principaux soucis de la loi
de 1902 est celui de la lutte à poursuivre contre les maladies
évitables, contagieuses, épidémiques, et, en conséquence, elle orga-
nise rigoureusement, avec la déclaration de ces maladies, l'iso-
lement du malade et la désinfection. Or, en l'absence de toute
constatation obligatoire, médicale des décès et des causes de décès,
que va-t-il se produire immanquablement, au moins dans un certain nombre de cas? Des malades, des enfants surtout, pourront
succomber en quelques jours, parfois en quelques heures, et sans
qu'on ait eu ou pris le temps de mander le médecin, aux suites
de quelque affection contagieuse, épidémique, grave : diphtérie,
scarlatine, variole, choléra, suette, etc. Par ignorance, insouciance,
dissimulation, la famille n'accusera pas la cause réelle du décès;
elle n'y est point tenue d'ailleurs. Le cas contagieux n'existe pas,
ou, du moins, il est comme comme s'il n'était pas. Et alors les
enfants cohabitant avec le décédé vont continuer à s'imprégner
à leur aise des germes de l'affection et les transporter à l'école,
et les distribuer à leurs petits camarades; — l'inhumation, qu'il
y aurait lieu de précipiter et d'effectuer dans des conditions spé-
ciales se fera, en toute tranquillité, dans les formes ordinaires,
comme et quand il plaira à la famille, dans le cimetière, en plein
centre du village et peut-être au-dessus de la *source* qui l'ali-
mente; l'exhumation, le transfert du corps, s'il y a lieu, seront
effectués sans précautions aucunes; — le jour de l'enterrement,
les voisins, amis et parents, ignorants du danger, pénètreront et
séjourneront dans le local infecté, où le décédé a été soigné, et où

se trouve le cercueil; le cercueil, non étanche, sera porté à bras, tandis que les enfants des écoles, admis dans le local infecté, s'empareront des couronnes, palmes ou bouquets placés sur le lit du malade, puis sur le cercueil. Enfin, chose infiniment plus grave, ni le local, ni la literie, ni le linge de corps, ni les effets du décédé ne subiront la désinfection. Et l'on se demandera, quelques jours ou quelques semaines plus tard, quelle peut bien être l'origine d'une épidémie qui jettera le deuil dans les familles et dans les communes.

Quelle fissure, ou plutôt, quel éventrement dans l'armature défensive combinée avec tant de soins par la nouvelle loi sanitaire! Pourquoi tant de rigueur à l'encontre des malades contagieux, et un tel abandon en face de certains décédés non moins contagieux? Suffit-il donc que le malade soit mort pour que la contagion perde ses droits?

Il y avait là une lacune à la loi, lacune tellement flagrante, tellement irrationnelle que dès le mois de février 1907, la *Revue pratique d'hygiène municipale* la signalait à ses lecteurs en publiant le procès-verbal de l'assemblée générale de l'Union des syndicats médicaux de France : celle-ci, saisie par le Syndicat médical de Montaigu (Vendée) s'inspirant à cet égard d'une résolution antérieure du Syndicat de Nantes, signalait « l'irrégularité habituelle des déclara-» tions de décès, telles qu'elles se font dans presque toutes les cam-» pagnes, sans certificat de décès et sans visite du médecin, ni *du* » *maire*... » L'assemblée, après discussion, vota, à l'unanimité des membres présents les conclusions du rapport de M. le Dr Guiberteau, conclusions dont j'extrais les passages les plus caractéristiques : « Le Syndicat, considérant que les déclarations de décès, dans la » plupart des communes rurales, ne sont accompagnées par aucun » certificat médical, et qu'un malade peut avoir été emporté rapide-» ment par une maladie contagieuse sans qu'aucun médecin ait été » appelé à le visiter et sans que la municipalité le sache et puisse » prendre des mesures de désinfection...; qu'il peut y avoir également » des cas de léthargie ou d'infanticide qui passent inaperçus, con-» vaincu que c'est, du reste, le corollaire logique de la loi sur les » déclarations des maladies contagieuses, réclame que la loi qui exige » la déclaration des décès à la mairie soit appliquée, et qu'aucune » inhumation ne puisse avoir lieu sans la production d'un certificat » dressé par un médecin, et dont les frais seront à la charge des » communes, qui pourront se faire rembourser par la famille, si elle » n'est pas indigente. »

J'ajoute que ce certificat médical ne doit pas seulement constater

que la mort est réelle, et qu'elle est *due à une cause naturelle*, c'est-
à-dire qu'elle n'est le résultat ni d'une mort violente (accident du
travail pouvant ouvrir des droits à indemnité à la famille du décédé),
ni d'un suicide, ni d'un homicide par commission ou par omission ;
— mais qu'il doit, de plus, mentionner la cause du décès, et, le cas
échéant, les circonstances hygiéniques qui ont pu influer sur la ge-
nèse et le développement de l'affection cause du décès.

La loi sanitaire de 1902 dispose (titre I, art. 9, § 1, 2, 3 et sui-
vants) : « pour les communes dans lesquelles, au cours des trois
dernières années écoulés, la mortalité générale aura, sans inter-
ruption, dépassé la moyenne de la mortalité française corres-
pondante, le « Comité d'hygiène du département, ou par délégation
» de celui-ci, les commissions sanitaires de circonscriptions devront
» poursuivre une enquête sur les causes de cette surmortalité et pro-
» poser, comme sanction pratique à donner à cette enquête, les voies
» et moyens d'assainissement à mettre en œuvre dans chacune de
» ces communes. »

C'est là, je ne crains pas de le dire, des nombreuses innovations
de la loi sanitaire de 1902, la plus ingénieuse, la plus pratique et la
plus efficace, — si elle est appliquée, contrôle et sanction se trouvent
à la fois assurés. Et il ne s'agit plus seulement ici, il importe de le
noter, des seules maladies évitables, épidémiques, maladies dont, —
la tuberculose exceptée, — il semble bien qu'on se soit singulière-
ment exagéré l'importance, surtout dans les campagnes, mais de
toutes les maladies en général, maladies contagieuses aussi sans
doute, mais maladies vingt fois plus nombreuses, par défaut d'hygiène
individuelle (défectuosités de l'habitation, de l'alimentation), publique
(mauvaise qualité des eaux, évacuation non assurée des matières
usées, mauvais état de la voirie) et sociale (insuffisance de l'hygiène
infantile, scolaire, industrielle, fléaux sociaux : tuberculose, alcoo
lisme, syphilis, etc.)

Mais sur quelle base les Comités d'hygiène des départements, les
Commissions sanitaires de circonscriptions vont-ils pouvoir édifier
leur enquête ? Il y a près d'un demi-siècle que mon regretté maître,
le professeur Fonssagrives l'a proclamé : toute notion de prophylaxie
générale, lorsqu'il s'agit d'une collectivité, repose sur la connaissance préalablement établie des maladies auxquelles est sujette cette
collectivité, de la nature de ces maladies, et donc des causes des
décès qui en résultent. On ne peut rien tenter, rationnellement, pour
diminuer le nombre des décès sans savoir d'abord à quelles causes
sont dûs ces décès, puisque ce sont ces causes même qu'il faut sup-
primer. Et la loi de 1902, loi de prophylaxie avant tout, aurait dû tout
d'abord se préoccuper de mettre entre les mains des médecins, des

hygiénistes, des administrateurs chargés de l'appliquer, une statistique suffisamment précise et loyale des causes de décès, – si elle n'avait supposé cette statistique réalisable, sinon réalisée en fait grâce au service médical de constatation des décès qui *devrait* (aux termes des art. 77, 78 et 81 du code civil, des instructions ministérielles de 1866 et de 1875) exister et fonctionner dans toutes les communes.

Telle a si bien été la pensée du législateur que, depuis tantôt dix-huit mois, les maires sont tenus de fournir, à la fin de chaque trimestre, aux sous-préfets, un état des décès et des causes de décès survenus durant le trimestre dans leur commune : ces états, dans chaque arrondissement, sont transmis à l'un des membres de la Commission sanitaire de circonscription, lequel se charge de les dépouiller, de les classer et d'en tirer les éléments d'une statistique d'ensemble, par catégories d'âge et par nature des affections causes des décès. L'intention, bien conforme à l'esprit de la loi, est excellente ; il est seulement malheureux que les moyens de la réaliser n'existent pas en réalité ; plus malheureux encore qu'ils soient censés exister, ce qui dispense de chercher à les créer et à les faire fonctionner réellement. Dans ces conditions, il arrive ce qui devait arriver : de ces statistiques, — dont je puis parler savamment, puisque depuis dix-huit mois j'essaie d'en tirer la « substantifique moëlle », — il ne peut sortir rien de sérieux, sinon cette conclusion que leur mode d'établissement est à réformer complètement, et qu'il faut en revenir à l'observation pure et simple de la loi.

En effet, ces statistiques établies par les maires, comment sont-elles fabriquées ou improvisées ? sur quelles bases et sur quels renseignements ? nul n'en sait rien, mais tout le monde peut s'en douter : elles sont faites « de chic », sur les on-dit de la rumeur publique, — en tout cas, sans le concours du médecin, qui n'est pas consulté ou qui, s'il l'est, se retranche et doit se retrancher derrière les obligations du secret professionnel. Il en résulte que, sauf dans les très rares communes urbaines où fonctionne, conformément à la loi, un service médical de constatation des décès, on ne meurt guère que de vieillesse, *d'usure* ou de maladies inconnues ou mal définies, ou encore de maladies classées, sans plus ample information, sous la rubrique vague (oh ! combien !) de « autres maladies ». On consent encore à porter les décès par « mort violente » et quelques suicides ; mais il est extraordinaire de voir à quel point, à l'encontre de tout ce que l'on sait, sont rares les décès par tuberculose, par cancer, par ramollissement, par alcoolisme, par syphilis. etc...

En l'absence, illégale, je ne me lasserai pas de le répéter, du service médical seul compétent, les maires font ce qu'ils peuvent ; mais

99 fois sur 100, ils ne peuvent rien, ou pas grand chose : d'où, des bulletins statistiques où le puéril le dispute au grotesque. On y inscrit couramment que tels ou tels sont morts de maladie (ni plus ni moins que Monsieur de la Palisse) ; quelques-uns veulent bien ajouter : de maladie *naturelle*. Les plus intelligents laissent en blanc la colonne où doivent être inscrites les causes des décès, ou déclarent que ce n'est point là leur affaire, mais celle du médecin. Font-ils pas mieux que de s'abandonner à des inspirations fantaisistes dans le genre de celles-ci, qu'il m'a été donné de relever parmi beaucoup d'autres : 78 ans, décédé, *indisposition*. — 47 ans, *vieillesse* ; 33 ans, *vieillesse* ; — 1 jour, *vieillesse* (!!!) ; — 75 ans, *inconduite* ? — 45 ans, cause : *néant* (!?)... J'en passe et des meilleures.

Quelques maires se sont avisés de réclamer aux médecins traitants un certificat de décès : les médecins, pour la plupart ont répondu qu'ils n'étaient tenus de fournir aucun certificat de ce genre ; les autres, plus débonnaires, ont envoyé des certificats où ils se sont contentés de mentionner la date du décès, l'âge et le sexe du décédé, les plus prolixes allant jusqu'à ajouter : mort naturelle. Et nous voilà bien renseignés ! Blâmera-t-on cette réserve ? Supposé qu'on ait le droit, fort contestable, d'exiger du médecin la rédaction et l'envoi d'un certificat, besogne non rémunérée, encore faudrait-il assurer à sa déclaration, par un ensemble de mesures efficaces, toutes les garanties dues au secret professionnel, — ce qui n'existe ni en droit, ni surtout en fait. C'est ainsi que nos confrères de Belfort (ville de 35.000 hab.) avaient consenti, pendant des années, à fournir gracieusement le certificat en question, évitant à la ville les frais d'organisation et de fonctionnement du service médical réglementaire de constatation des décès : cela a duré jusqu'au jour où ils ont acquis la conviction que des faits regrettables se produisaient dans les bureaux de la mairie, livrant au public ou aux intéressés, dans certains cas, le secret de leurs déclarations ; et, depuis lors, ils se bornent à la mention : mort naturelle.

Aussi lorsque, il y a quelques mois, les comités départementaux d'hygiène et, par délégation, les Commissions sanitaires de circonscriptions furent mises en demeure de procéder, conformément au titre premier, article 9, de la loi sanitaire de 1902, à une enquête sur les causes de la surmortalité observée au cours des trois dernières années dans certaines communes, grand fut leur embarras : un peu partout, si j'en juge d'après ce qui se passa dans nos départements comtois, elles réclamèrent tout d'abord la production d'une bonne statistique des décès, statistique qu'on ne put leur fournir par la raison très simple qu'elle n'existait pas, — alors qu'elle eût dû exister. Et alors, beaucoup, comme la première Commission sanitaire de l'arrondissement de Montbéliard, refusèrent nettement leur concours en inscrivant au procès-verbal de leur séance la délibération suivante :

« La Commission, après examen des renseignements trop suc-
» cincts fournis par les maires des communes, regrette de ne pou-
» voir fournir à Monsieur le Ministre le travail qu'il demande.

» Il est, en effet, impossible de connaître pour quels motifs la
» mortalité a été supérieure à la moyenne, la plupart des inhuma-
» tions étant faites dans les communes sans qu'un certificat médi-
» cal soit délivré.

» Pour remédier à ce fâcheux état de choses, la Commission
» estime qu'il est nécessaire de faire appliquer par les municipalités
» l'article 77 du Code civil et d'exiger d'elles de ne délivrer à l'ave-
» nir aucun permis d'inhumation sans production d'un certificat
» médical délivré par le médecin traitant et indiquant son dia-
» gnostic. »

Au même moment, presque le même jour, la première Commission sanitaire de Besançon, sur mon rapport, décidait qu'elle enquêterait dans les communes à forte surmortalité, — et rien de plus suggestif, rien de plus inattendu que les résultats de son enquête ! — mais que le vœu suivant serait d'autre part recommandé à toute l'attention de l'autorité préfectorale :

« La Commission sanitaire de la première circonscription de
» Besançon,

» Considérant qu'une enquête sérieuse dans les communes à forte
» surmortalité ne peut être orientée, conduite et conclue qu'à la
» condition qu'une statistique complète, précise et loyale des mala-
» dies causes des décès dans chacune de ces communes sera mise
» préalablement à la disposition des enquêteurs ;

» Considérant que ce *desideratum* ne peut être réalisé qu'au prix
» de l'organisation, dans toutes les communes, du service médical
» de constatation des décès prévu implicitement ou explicitement
» par les articles 77, 78 et 81 du Code civil et les circulaires minis-
» térielles en date de 1866 et de 1875, émet le vœu que les Pouvoirs
» publics rendent obligatoire, à brève échéance, dans toutes les com-
» munes, l'organisation et le fonctionnement de ce service. »

La chose n'ira pas, certes, sans quelque « tirage » — que l'on me passe l'expression : on n'a rien avec rien ; les temps héroïques sont passés, et les médecins entendront et feront entendre que les services qu'on leur demandera de ce chef devront être rétribués. Mais, si l'on veut bien y réfléchir, la dépense sera minime en somme : dans une commune d'importance moyenne, de 500 habit. environ, on enregistre de 10 à 12 décès par an au plus ; à 3 francs environ le certificat, c'est une dépense annuelle de 30 à 36 francs à inscrire au budget, somme dont les deux tiers au moins pourront être recouvrés par la commune dans les familles non indigentes ; restent 10, 12, 15 francs au plus de dépenses nouvelles à prévoir, ce qui est bien peu de chose en comparaison des services rendus.

Enfin, il faut bien le savoir : il ne servira de rien pour s'assurer le concours nécessaire du corps médical, de prévoir la rémunération du *certificat* si l'on n'entoure la production du certificat en question de toutes mesures utiles en vue de garantir le secret professionnel. Il devra donc être entendu que le certificat portant la cause du décès sera transmis, fermé, à l'adresse du maire qui, sans l'ouvrir, le transmettra au sous-préfet, celui-ci au médecin chargé de centraliser ces sortes de déclaration, de les classer et de les utiliser pour la statistique, avec mission de les détruire ensuite. Comme, d'autre part, certaines indications consignées dans le certificat de décès sont nécessaires aux maires des communes, il y aura lieu, si l'on ne veut exiger un double certificat, chose peu pratique, pouvant donner lieu à certaines erreurs et complications. de réunir et ces indications réservées au maire, et celles réservées au médecin statisticien, dans une sorte de carte-enveloppe gommée à double pliage, du modèle à peu près ci-après.

Dans chaque mairie, des bulletins-certificats de ce modèle ou d'un modèle analogue seraient mis à la disposition du médecin ou des médecins chargés de la constatation des décès ; ces médecins, sauf dans les villes assez importantes pour jouir d'un service proprement dit, autonome, de constatation médicale des décès, seraient les médecins traitants, et il y aurait tout avantage à ce qu'il en fût ainsi partout. Ces médecins, en quelques traits de plume ou en quelques mots ou chiffres surajoutés rempliraient le bulletin-certificat, le plieraient, et, après l'avoir fermé après mouillage des marges gommées, le transmettraient au maire. Celui-ci le déchirerait en deux selon la ligne médiane jonctrice, prendrait connaissance de la moitié du certificat qui lui est destinée et transmettrait l'autre moitié, toujours fermée, à l'appui de sa statistique trimestrielle, au sous-préfet, par lequel il arriverait avec les mêmes garanties pour le secret professionnel, au médecin statisticien. Celui ci ses états récapitulatifs une fois dressés des décès par communes, cantons, arrondissements, par âge des décédés et nature des maladies causes de décès brûlerait tous ces certificats.

C'est un mode de procéder qui me semble présenter le double avantage d'être assez simple, nullement coûteux, très sûr et de garantir pleinement le secret professionnel. Mais je n'y tiens pas plus qu'à tout autre qui, plus ou moins analogue, pourrait être plus simple, et partant meilleur encore. La question vue par ce petit bout est infiniment secondaire. Ce qui importe, c'est d'aboutir vite et de rendre obligatoire parce que possible, et possible parce que pratique, l'organisation ou la réorganisation, dans toutes les communes de France, du service médical de la constatation des décès tel que l'ont voulu, spécifié ou supposé les lois et règlements existants.

MODÈLE DU CERTIFICAT

A. — Recto du Certificat

Côté réservé au Maire — Côté réservé au Médecin-statisticien

Marge gommée

Nom et prénoms : ....
(du décédé).

Sexe : ....

Age : ....

Inhumation { à accorder. / à refuser. / à avancer.

Désinfection (?) { opérée. / à opérer.

Sexe (du décédé) : ....

Age : ....

Etat-civil : ....

Maladie cause du décès : ....

Observations : ....

Marge gommée

Ligne de pliage. — Ligne ponctuée à l'emporte-pièce. — Ligne de pliage.

B. — Verso du Certificat

Monsieur le Maire

de X ....

(déchirer la carte selon la ligne médiane)

Côté destiné à être ouvert par le Maire.

Côté à laisser fermé et à transmettre tel quel au sous-préfet, et, par lui, au médecin-statisticien.

Ligne de pliage. — Ligne ponctuée à l'emporte-pièce. — Ligne de pliage.

Besançon. — Imp. Dodivers, Grande-Rue.